My Notes

My Notes

You Can't Scare Me

I'm An EMT

My Notes

My Notes

My Notes

My Notes

My Notes

My Notes

My Notes

My Notes

My Notes

My Notes

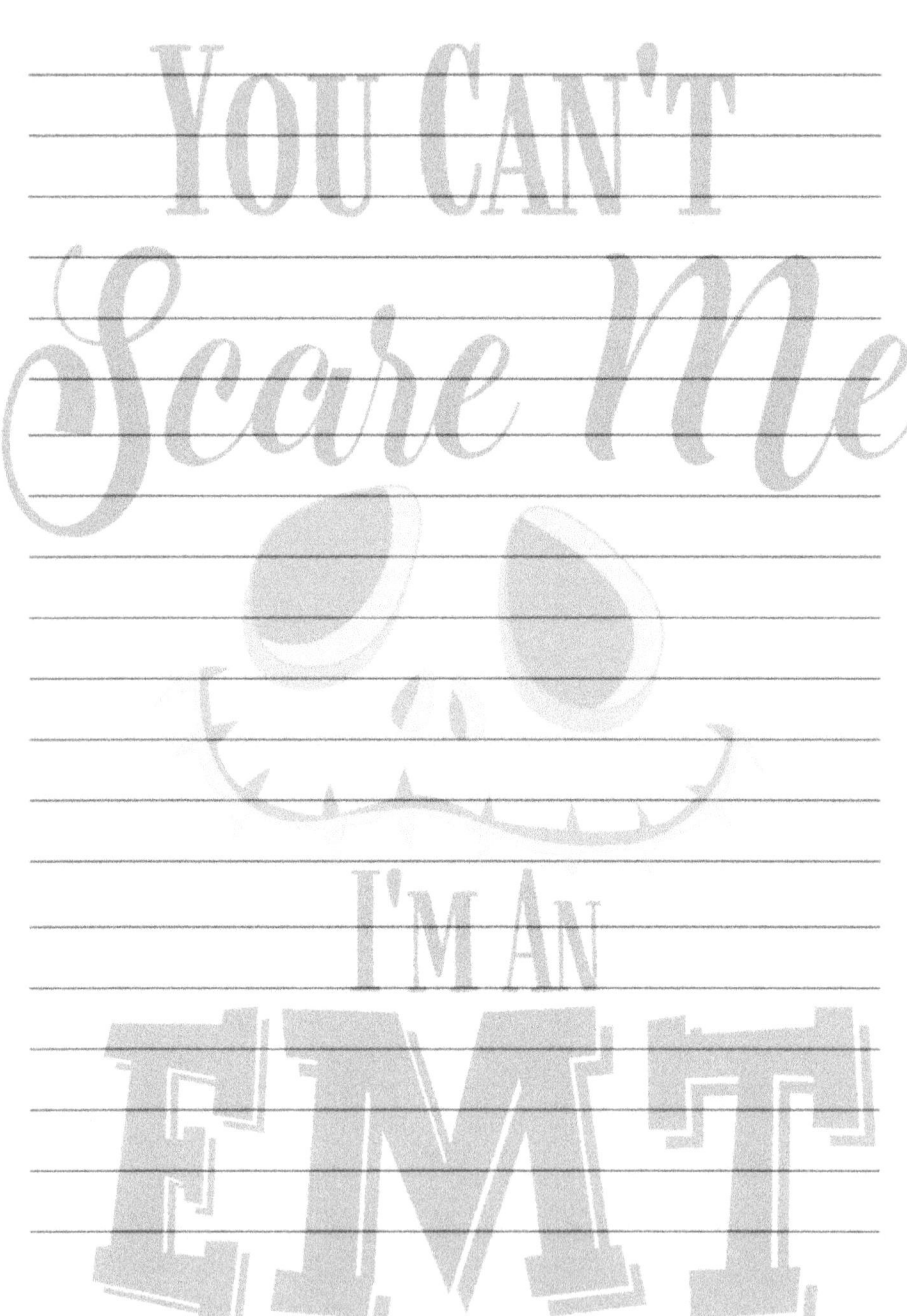

My Notes

My Notes

My Notes

My Notes

My Notes

My Notes

My Notes

My Notes

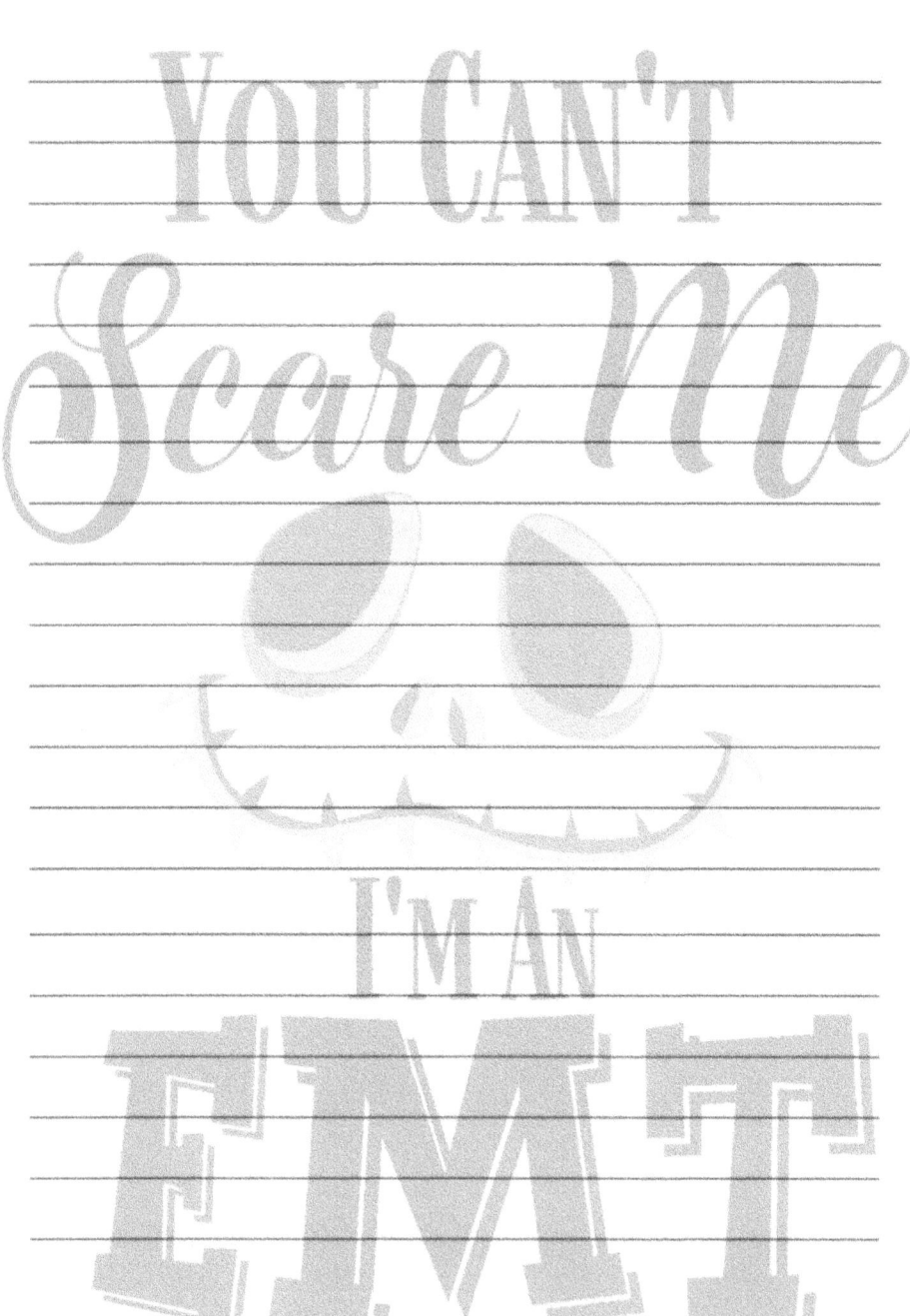

My Notes

My Notes

My Notes

My Notes

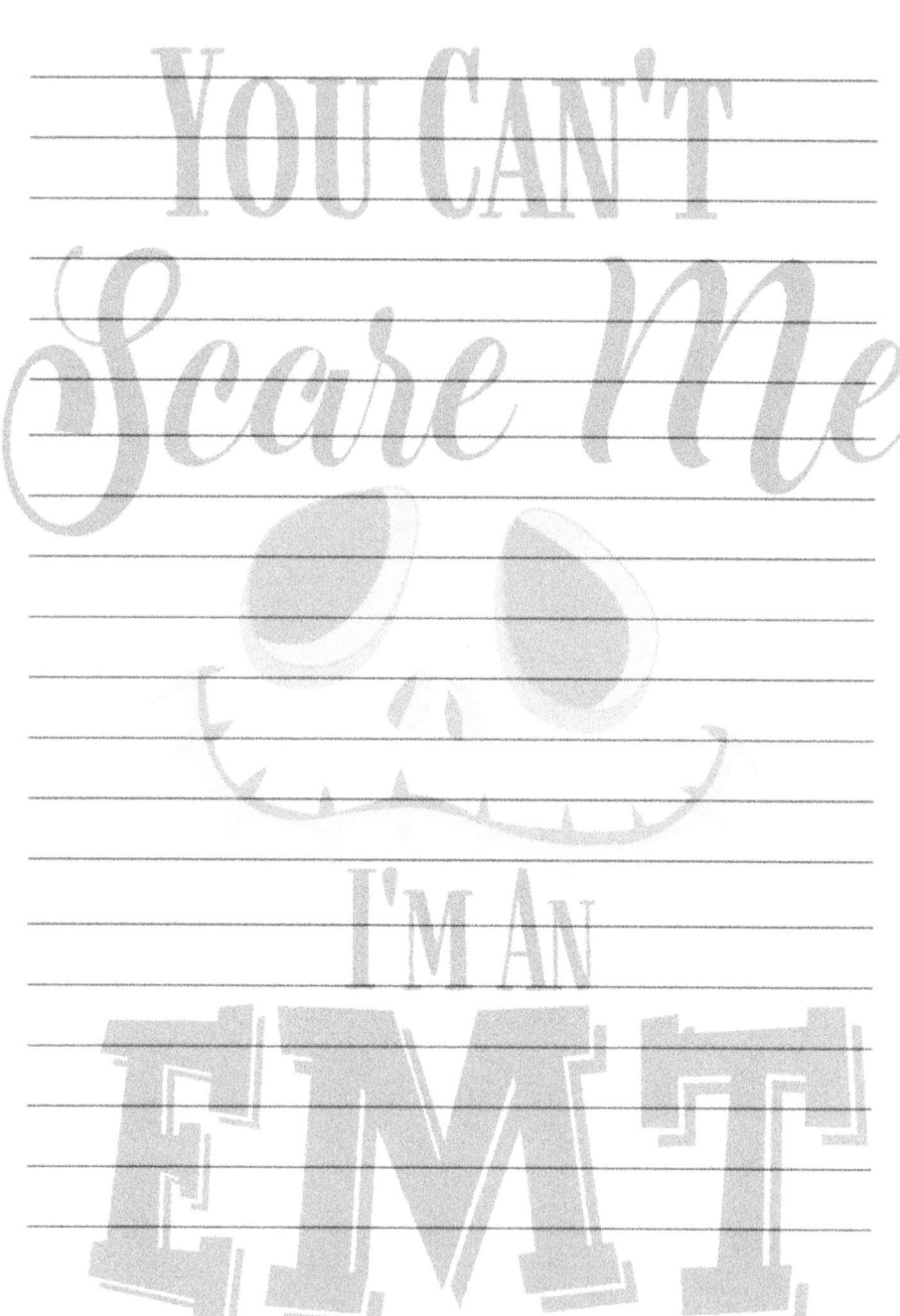

My Notes

My Notes

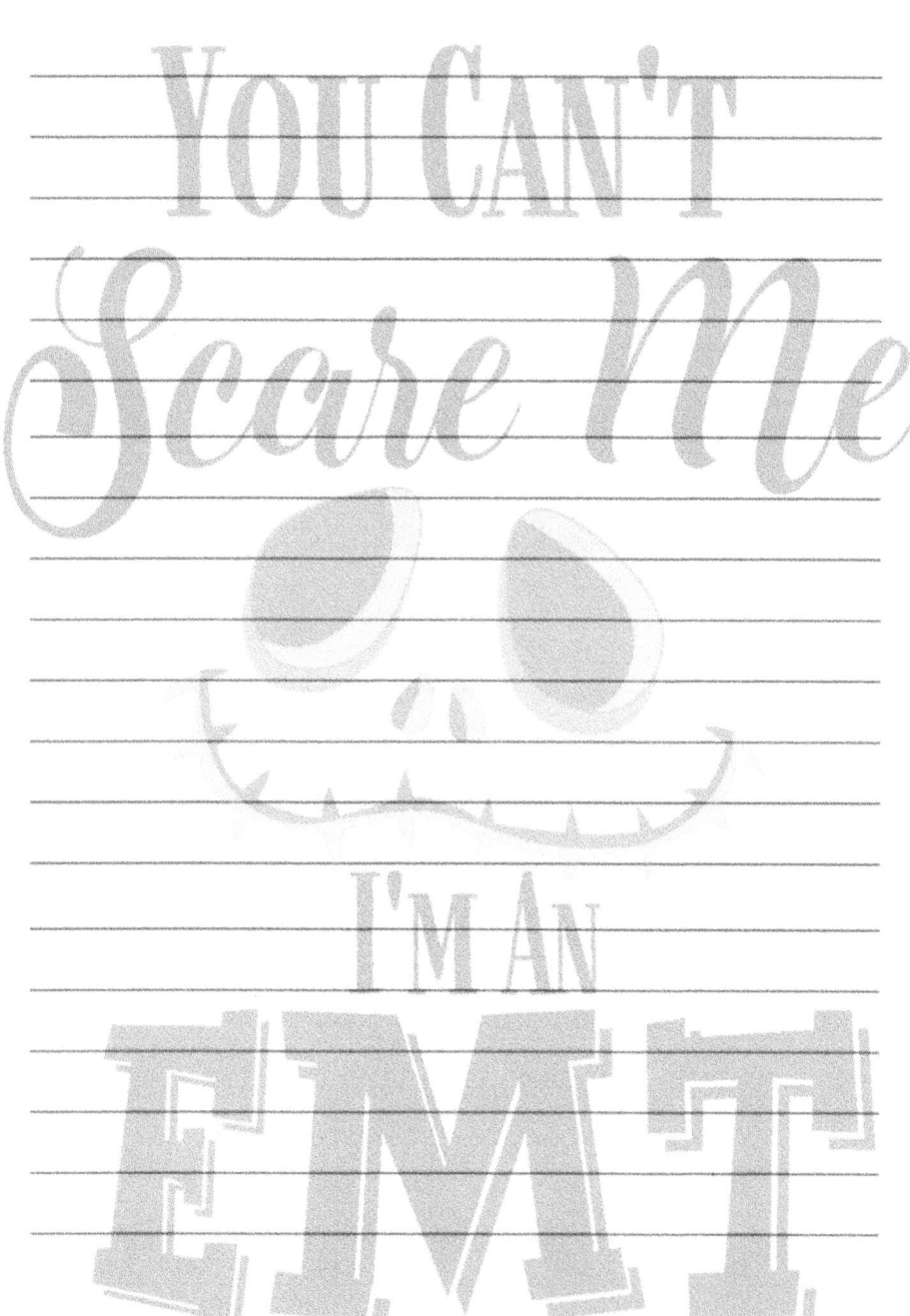

My Notes

My Notes

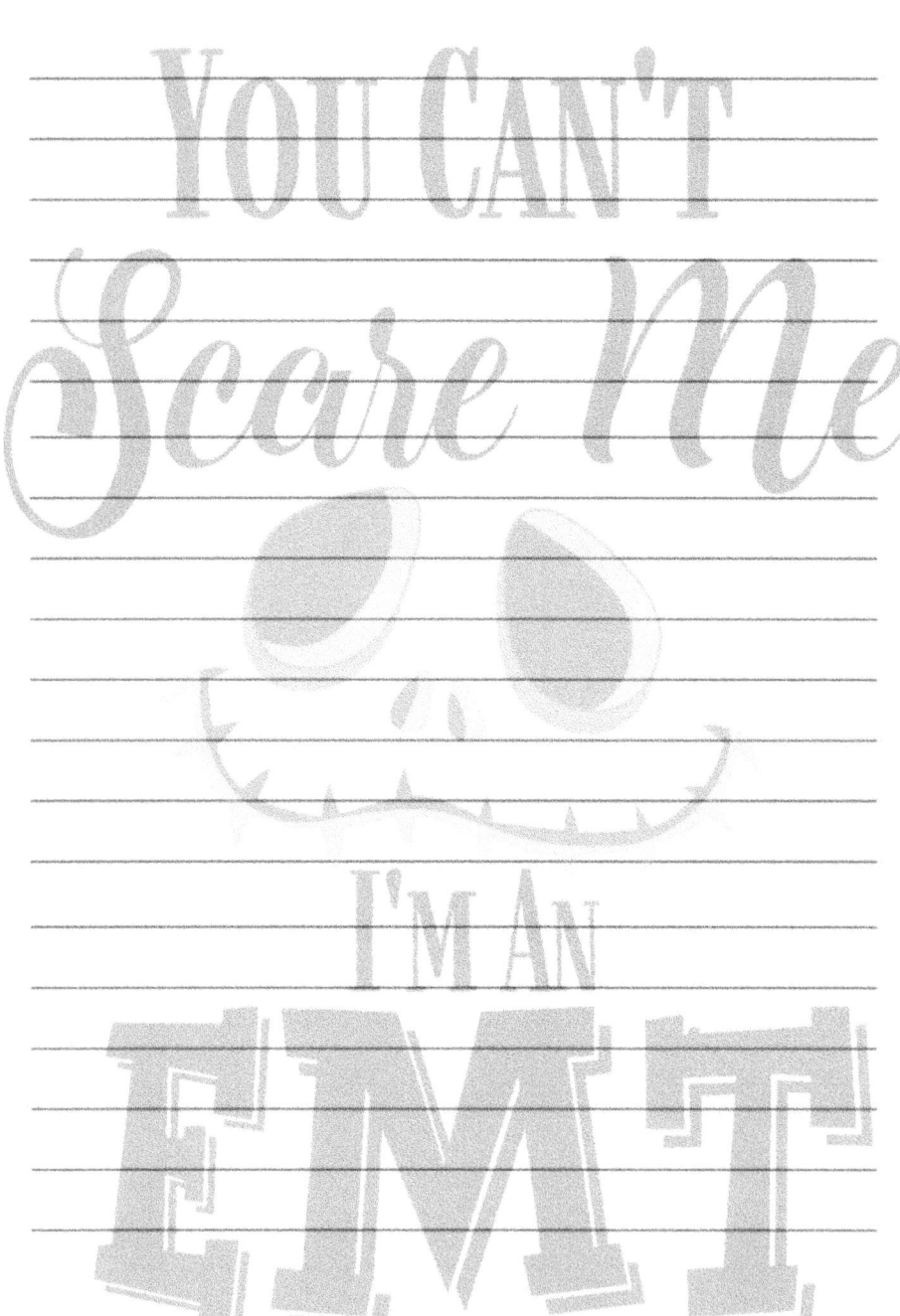

My Notes

My Notes

My Notes

My Notes

My Notes

My Notes

My Notes

My Notes

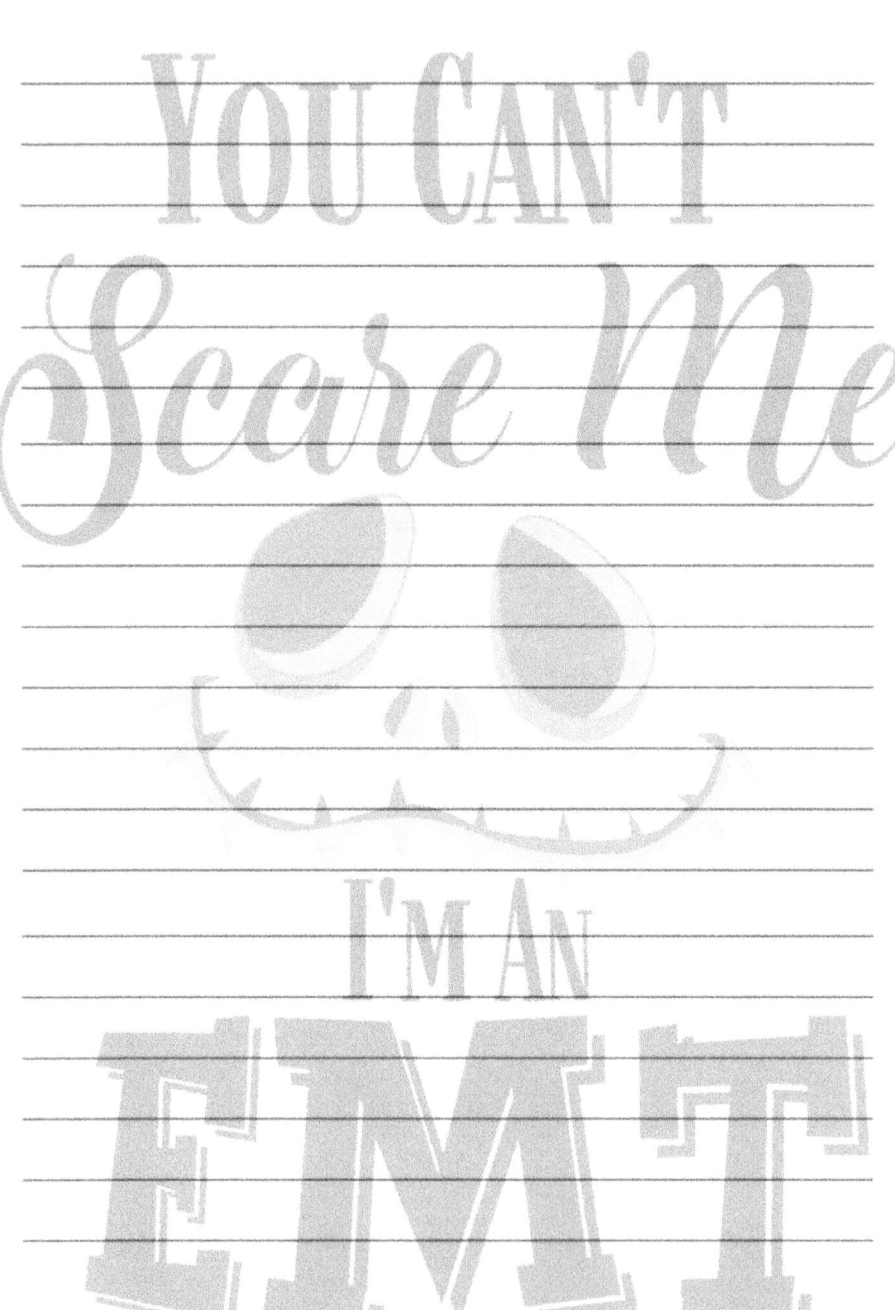

My Notes

My Notes

My Notes

My Notes

My Notes

My Notes

My Notes

My Notes

My Notes

My Notes

My Notes

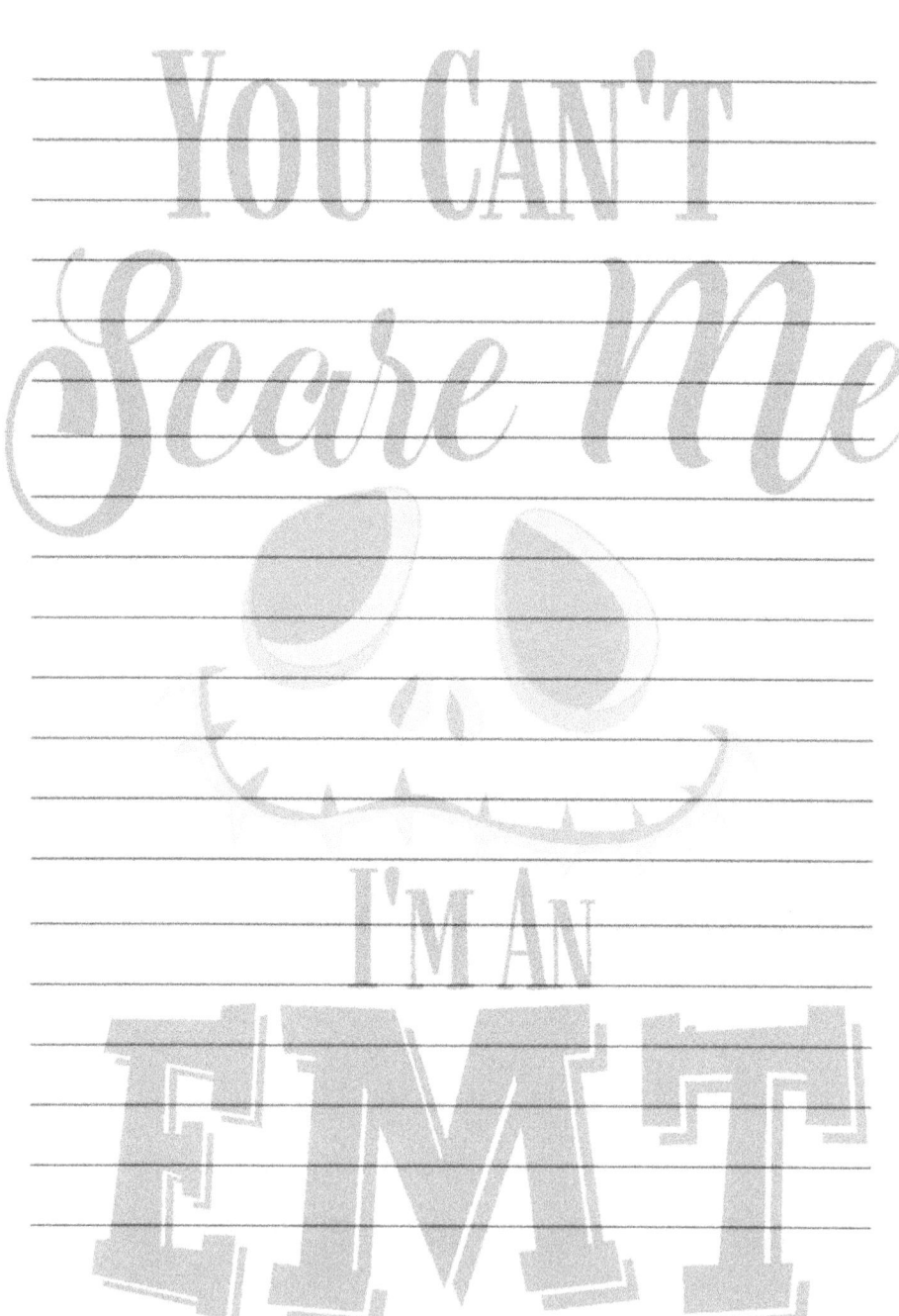

My Notes

My Notes

My Notes

My Notes

My Notes

My Notes

My Notes

My Notes

My Notes

My Notes

My Notes

My Notes

My Notes

My Notes

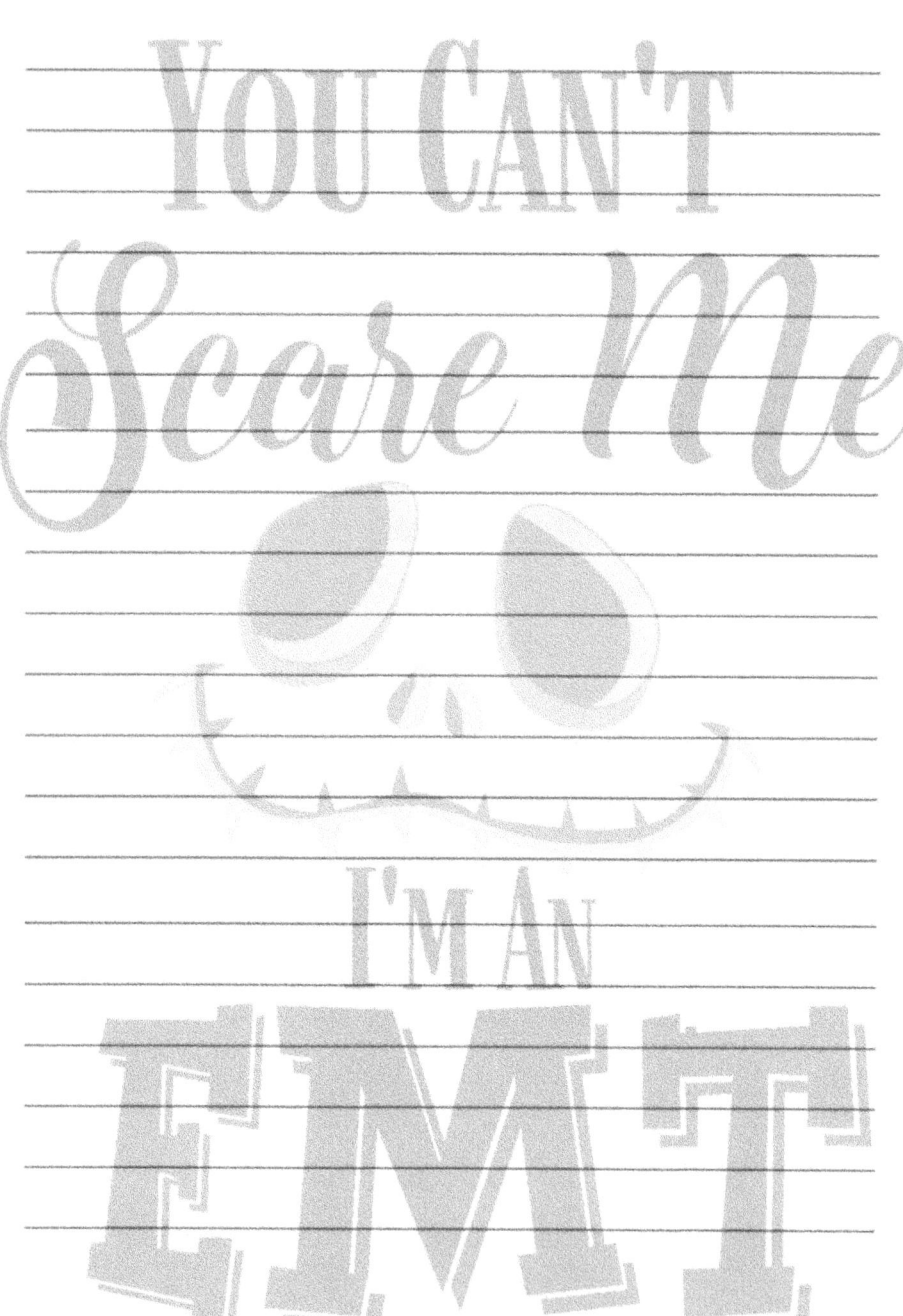

My Notes

My Notes

My Notes

My Notes

My Notes

My Notes

My Notes

My Notes

My Notes

My Notes

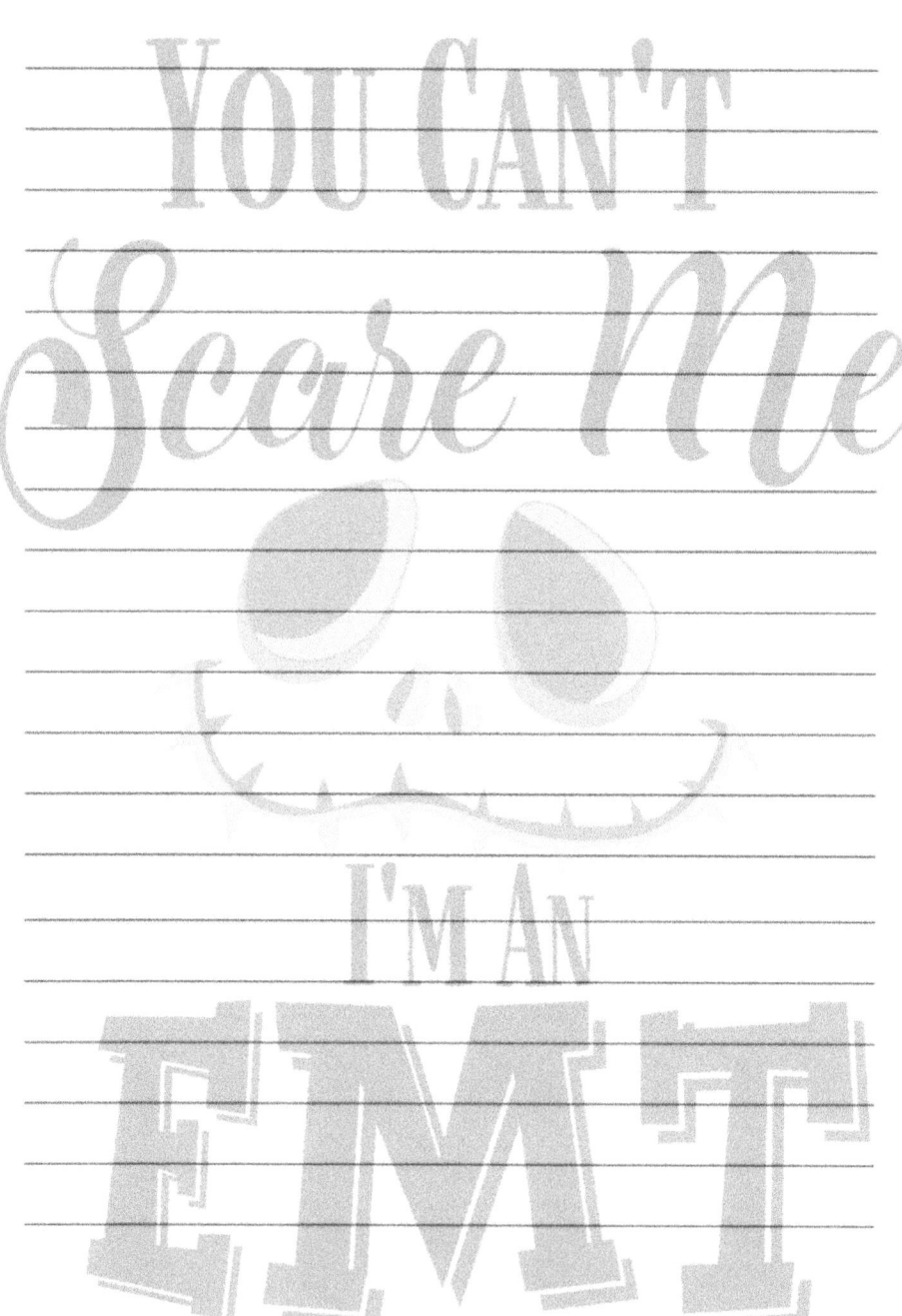

My Notes

My Notes

My Notes

My Notes

My Notes

My Notes

My Notes

My Notes

My Notes

My Notes

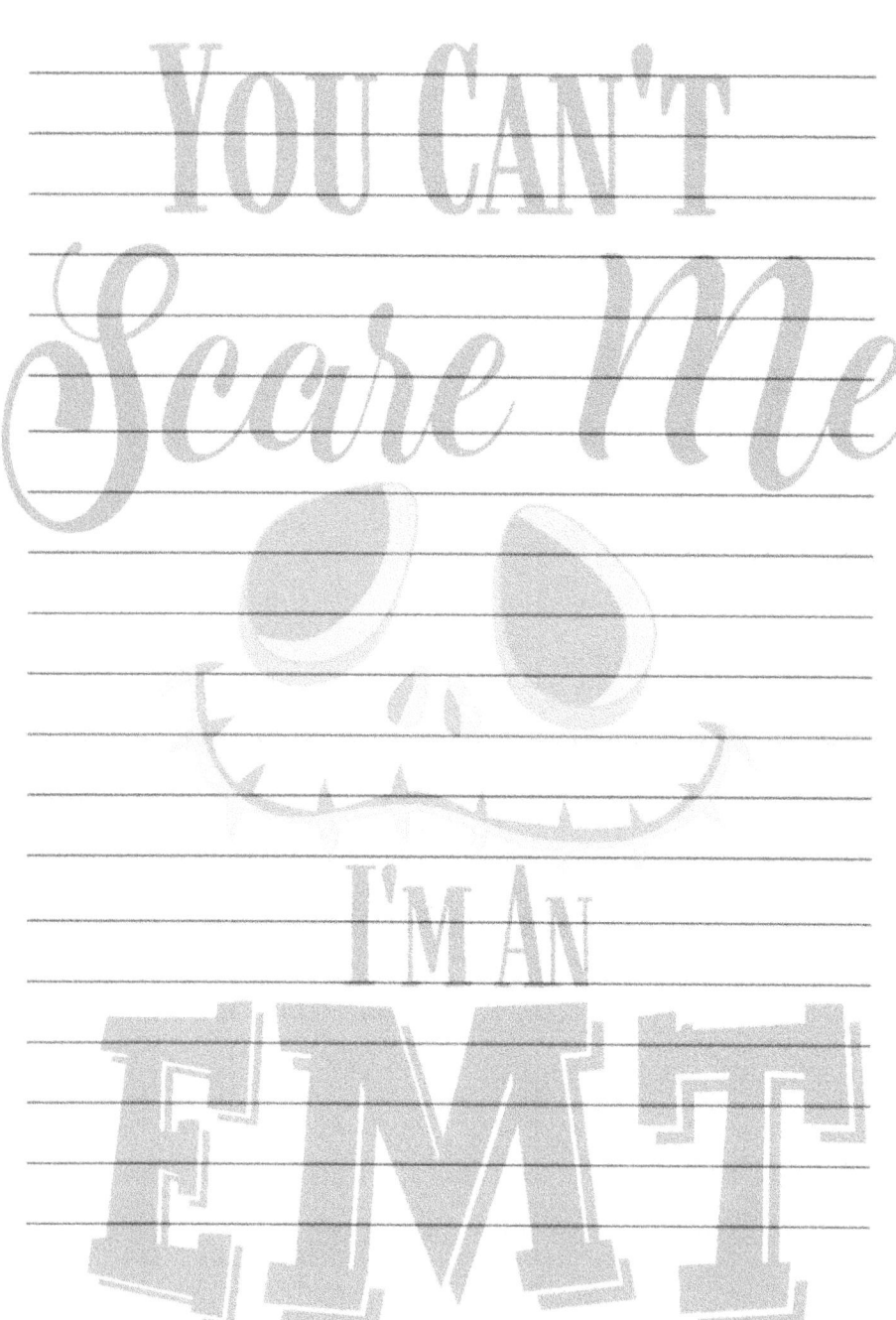

My Notes

My Notes

My Notes

My Notes

My Notes

My Notes

My Notes

My Notes

My Notes

My Notes

My Notes

My Notes

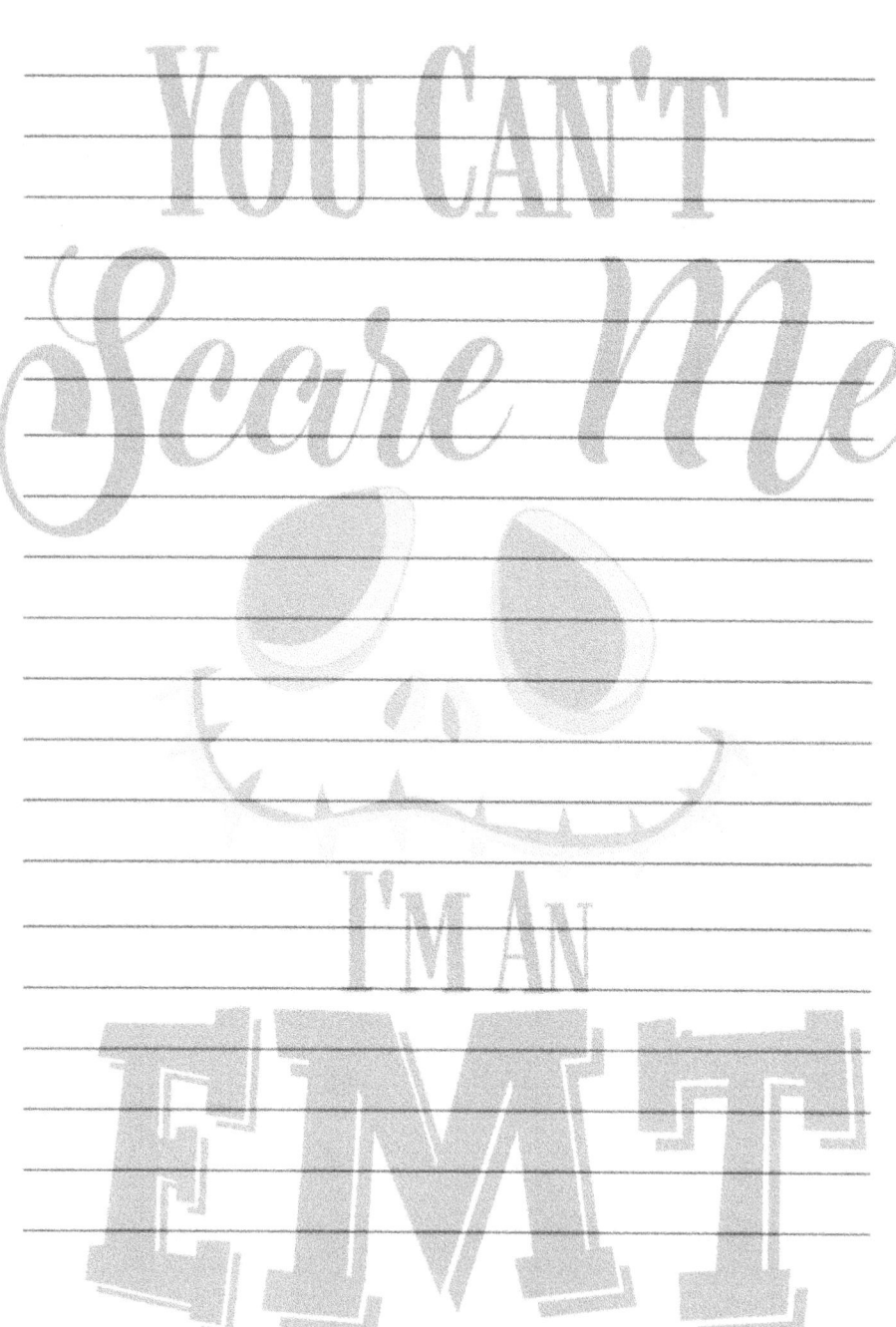

My Notes

My Notes

My Notes

My Notes

My Notes

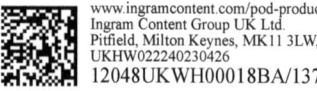